AF355724

Docteur J.-J. SÉRANE

MÉDECIN CONSULTANT A SAINT-NECTAIRE

MÉDAILLE DE BRONZE DE L'ACADÉMIE DE MÉDECINE

Les Albuminuries chroniques

de l'Enfance

et leur traitement hydrominéral

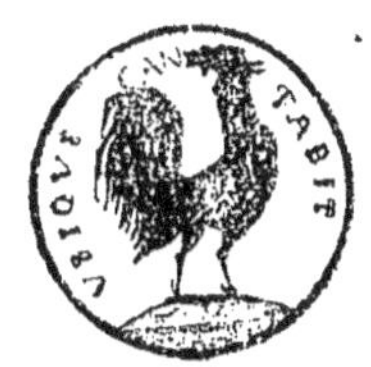

"L'EXPANSION SCIENTIFIQUE
FRANÇAISE"
23, Rue du Cherche-Midi — PARIS
1922

DU MÊME AUTEUR

Les Albuminuries intermittentes. *Th. de Montpellier*, 1907 ; et Revue générale, *Gazette des Hôpitaux*, 6 juillet 1907.

Note sur l'action du bain carbo-gazeux de Saint-Nectaire, dans les albuminuries. *La Presse Thermale*, 10 Juin 1909.

La Cure thermale de Saint-Nectaire. Editions de la *Gazette des Eaux*, Paris, 1912.

Étude sur la valeur des modifications de la sonorité et de l'intensité du murmure vésiculaire aux sommets des poumons pour le diagnostic de la tuberculose. (En collaboration avec M. A. Pissavy) *Société médicale des Hôpitaux de Paris*, 30 mars 1917.

Le Traitement hydrominéral dans les albuminuries. Maloine et Fils, éditeurs, 1919.

Saint-Nectaire, station des albuminuriques. *Le Médecin Français*, 1er Mai 1920.

Les régimes alimentaires à Saint-Nectaire. *L'Auvergne Thermale*, Juillet, 1921.

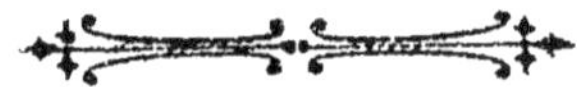

Dʳ J.-J. SÉRANE

Les Albuminuries chroniques

de l'Enfance

et leur traitement hydrominéral

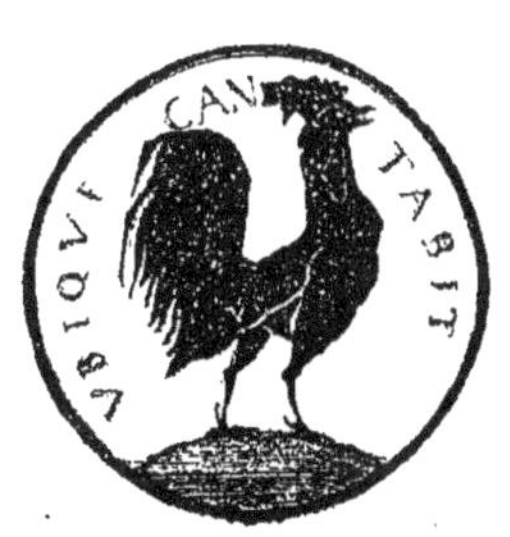

"L'EXPANSION SCIENTIFIQUE
FRANÇAISE"
23, Rue du Cherche-Midi — PARIS
1922

Les albuminuries chroniques de l'enfance
et leur traitement hydrominéral

Par le Dr J.-J. SÉRANE (de Saint-Nectaire)

Chez l'enfant comme chez l'adulte, l'albuminurie peut être accompagnée des symptômes d'une néphrite chronique confirmée, néphrite uremigène ou hydropigène, albuminurie massive de la dégénérescence amyloïde. Il existe en pareils cas des signes cardio-vasculaires et de l'imperméabilité plus ou moins absolue du rein à l'égard des corps azotés ou chlorurés qui contribuent à établir le diagnostic.

A côté de ces néphropathies il en est d'autres qui sont presque spéciales à l'enfance, dans lesquelles l'albuminurie paraît constituer le seul symptôme de la néphrite, albuminurie souvent ancienne et intermittente ; il est important de savoir reconnaître ces modalités cliniques pour instituer un traitement efficace.

Au point de vue symptomatique, les albuminuries intermittentes de l'enfance peuvent se présenter sous les deux modalités essentielles d'albuminuries intermittentes irrégulières et d'albuminuries intermittentes régulières.

Les albuminuries intermittentes irrégulières sont celles qu'on observe le plus habituellement. Il s'agit d'albuminuries transitoires ne dépassant pas 0.40 ou 0.50 le plus souvent, fréquemment sans signes cliniques surajoutés, sans cylindrurie, quelquefois avec oligurie et phosphaturie, et survenant à des moments variables, influencées ou non et d'une manière irrégulière par telle ou telle cause : alimentation, station de-

bout, longues marches, exercices violents (a. de fatigue de Leube), travail cérébral. Chez certains enfants
à hérédité tuberculeuse on peut constater une albuminurie intermittente irrégulière avec grosses oscil-
lations, souvent très abondante à la fin de la matinée,
urines pâles et abondantes (a. prétuberculeuse de
Teissier).

Parmi les albuminuries intermittentes régulières,
nous décrirons sommairement l'a. osthostatique, l'a.
cyclique et les a. digestives.

On doit réserver le nom d'a. osthostatique à celle
qui est conditionnée exclusivement par la station debout. L'albumine apparaît dans l'urine peu après le
lever du malade; elle augmente progressivement jusqu'à un maximum qui se produit après deux ou trois
heures de station debout; puis, le sujet restant
debout, ou bien elle disparaît rapidement ou bien elle
se maintient encore quelques heures ; elle cesse dès
que le malade est couché. A cette albuminurie, souvent peu abondante, mais pouvant néanmoins attein-
dre 2 à 3 gr., s'associent habituellement de l'oligurie
osthostatique et de la phosphaturie : la densité des
urines est faible, l'azoturie normale : il n'y a pas de
cylindre dans le dépôt; mais une leucocytose souvent
abondante. A ce syndrôme urologique correspond
dans la majorité des cas un type clinique spécial : il
s'agit d'enfants débiles, pâles, asthéniques, s'essouf-
flant au moindre effort, migraineux, présentant quelquefois tous les stigmates du lymphatisme. Ces enfants ont une croissance rapide et quelquefois un
allongement disproportionné du squelette : tous présentent des troubles d'insuffisance circulatoire (hypotension artérielle, extrémités froides, phénomènes
vaso-moteurs) ; souvent on constate de la mobilité
rénale, des ptoses viscérales, de la dilatation gastrique, quelquefois de la lordose, des troubles névropathiques.

Exception faite de l'oligurie osthostatique et souvent d'une légère augmentation de la constante uréo-
secrétoire ou d'une diminution d'élimination de la
phénolsulfonephtaléine dans la station debout, il

n'existe pas de signes accusés d'insuffisance rénale, pas d'œdèmes, pas d'azotémie. Il n'y a souvent aucune maladie infectieuse dans les antécédents personnels ; mais chez les ascendants nous avons toujours noté des troubles névropathiques ou bien la tuberculose pulmonaire.

Tels se présentent à l'observation les cas d'a. osthostatique pure ; ils sont d'ailleurs assez rares ; le plus souvent on a affaire à des formes mixtes dues à la réunion de plusieurs conditions étiologiques, station debout, troubles digestifs, fatigue cérébrale (a. osthostatiques associées).

L'a. cyclique, trop souvent confondue avec l'a. osthostatique, en diffère par son mode d'élimination et par le terrain diathésique sur lequel elle évolue. Le cycle urologique caractéristique de ces albuminuries est constituée par l'émission successive de divers éléments décelables à l'examen par l'acide nitrique à froid : vers une heure de l'après-midi un disque de matières colorantes (pigment rouge brun), puis un disque d'albumine de plus en plus marqué ; vers trois heures un disque d'urates qui persiste tandis que le disque d'albumine s'atténue et disparaît en général vers 5 heures ; de 7 heures à 11 heures du soir les urines sont en général redevenues normales. L'examen des urines totales indique de l'oligurie, une densité élevée, une abondante élimination d'urates et d'oxalates ; quelquefois des hématies et des cylindres ligalins. Ces divers caractères, décrits par M. Teissier, permettent de rapprocher ces albuminuries des a. prégoutteuses dont, selon M. Talamoy, elles ne seraient qu'un mode symptomatique. Elles surviennent généralement à l'époque de la croissance chez les enfants à hérédité arthritique manifeste. Ces malades ont souvent un aspect floride, le teint coloré, rappelant dans certains cas celui des cholémiques ; ils présentent des troubles vaso-moteurs, des vertiges, des céphalées fréquentes, des palpitations et des signes d'éréthisme cardiaque, souvent des manifestations cutanées, de l'urticaire. Ce sont des candidats à la goutte, à la gravelle ou à la néphrite chronique urémigène.

Les albumiuries digestives sont, d'après MM. Castaigne et Chiray, « celles qui naissent ou augmentent
du fait des actes physiologiques ou pathologiques de
la digestion »; elles sont fréquentes chez les adolescents. L'albuminurie, indépendante de la station debout, de 0.50 à 1 gr., souvent avec indicanurie et phosphaturie, se produit à l'acmé de la digestion et sans
cycle urologique spécial; elle ne s'accompagne ni
d'œdèmes, ni d'azotémie, ni de signes cardio-artériels.

Enfin, caractère essentiel, on note des symptômes
d'ordre digestif, ou bien de la dyspepsie gastrique avec
dilation ou de la dyspepsie intestinale avec fermenta-
tions, quelquefois de l'entérite muco-membraneuse;
chez certains malades, les symptômes hépatiques pré-
dominent : le foie est gros, douloureux ; les urines
traduisent selon le cas l'hyper ou l'hypo-fonctionne-
ment hépatique; tantôt rares, foncées, denses, riches
en urée ou en corps xantho-uriques, tantôt pâles, peu
chargées en urée, renfermant quelquefois des traces
de glycose; il peut également se produire des cas d'a.
hépatique par auto-intoxication chez des enfants présentant des troubles intestinaux et de l'insuffisance
antitoxique du foie. Enfin, dans certains faits d'albuminurie digestive, ce n'est pas tant le trouble dyspep-
tique ou hépatique qui intervient que la qualité de
l'aliment.

Il est peu de questions qui aient été aussi débattues
que la pathogénie des albuminuries intermittentes de
l'enfance. Certains auteurs ont nié qu'elles soient dues
à une altération rénale et particulièrement pour l'albuminurie osthostatique ont invoqué uniquement des
phénomènes circulatoires dûs à l'hypotension artérielle, ou bien seulement des troubles vaso-mtoeurs;
les Allemands (Jehle) ont insisté sur le rôle de la lordose lombaire dans la station debout.

On tend à admettre aujourd'hui qu'une lésion rénale est indispensable pour provoquer l'albuminurie;
cette opinion, qui s'appuie sur les travaux déjà
anciens de Talamon et sur ceux de MM. Castaigne et
Rathery, trouve ses principaux arguments dans la
notion de l'hérédité rénale, dans l'évolution de

ces albuminuries, comme dans les résultats de l'examen complet du fonctionnement rénal chez ces jeunes malades; nous avons soutenu cette « théorie rénale » il y a près de quinze ans (1), et le grand nombre de faits d'albuminurie intermittente qu'il nous a été donné d'observer et de suivre depuis lors n'a pu que nous confirmer dans notre opinion.

Il est d'ailleurs des cas où le facteur rénal s'impose à l'esprit : soit qu'il s'agisse d'une albuminurie intermittente irrégulière au cours d'une néphrite chronique confirmée, soit qu'on ait affaire à une néphrite résiduelle suite d'une néphrite aiguë, soit qu'il existe un rein mobile accompagné ou non de lordose lombaire; en dehors de ces faits, il n'est pas douteux que la « débilité rénale », dont MM. CASTAIGNE et FRATHERY ont démontré l'existence, ne soit l'élément étiologique indispensable, « débilité rénale » provenant, dans une série de cas, d'une infection grave survenant dans l'enfance, mais pouvant tout aussi fréquemment dépendre d'une tare héréditaire rénale. (Goutte, tuberculose, surtout syphilis).

Cet élément rénal ne saurait, d'autre part, être considéré isolément; il existe à côté de lui tout un ensemble d'éléments pathologiques extrarénaux qui conditionnent en partie la production de l'albuminurie ou ses caractères symptomatiques et qu'il importe de connaître pour instituer un traitement efficace. Ce sont :

1° Chez les osthostatiques : l'hypotension artérielle générale amenant par la station debout une diminution de l'irrigation sanguine du rein, les troubles vaso-moteurs, l'hérédité névropathique.

2° Dans les a. cycliques : l'hyperfonctionnement hépatique amenant après les repas une production accrue de pigments biliaires et d'urée.

3° Dans les a. digestives : la présence dans le sang d'albumines hétérogènes, dues à une élaboration imparfaite des albumines ingérées, par insuffisance des ferments digestifs ou par trouble fonctionnel du

---

(1) J. SÉRANE. — Les albuminuries intermittentes. (*Revue générale. Gazette des Hôpitaux.* 6 *Juillet* 1907).

foie — et lésant secondairement l'epithelium rénal — ou bien l'existence de « néphrotoxies » par résorption des toxines intestinales et insuffisance antitoxique du foie.

4° Dans certains cas difficiles à déterminer : une insuffisante utilisation des albumines au niveau des tissus, sous la dépendance en partie d'une insuffisance des glandes endocrines.

5° Des troubles du système nerveux réagissant à l'excès aux émotions, au travail cérébral, même aux agents cosmiques.

6° Chez tous les adolescents : le travail cellulaire déterminé par la croissance.

Les formes mixtes d'albuminurie intermittente sont d'ailleurs les plus nombreuses et elles supposent la réunion de plusieurs éléments pathogéniques.

Le diagnostic d'une albuminurie chronique chez un enfant nécessite divers examens :

1° Rechercher s'il ne s'agit pas d'une pseudo-albuminurie ou d'une a. d'origine génitale (chez les fillettes leucorrhéiques).

2° Examen de l'état général et recherche du terrain diathésique en cause.

3° Recherche de l'existence de l'albuminurie dans les urines fractionnées en examinant séparément : 1° les urines recueillies au lever; 2° celles jusqu'au déjeuner; 3° celles jusqu'à 4 heures; 4° celles de 4 heures au dîner; 5° celles du dîner au coucher ; 6° enfin les urines de la nuit (du dîner au lendemain). Pendant ces examens le malade ne fera que deux repas par jour, il sera tantôt couché, tantôt debout et soumis à divers régimes : régime ordinaire, mixte, végétarien, lacto-végétarien, lacté, hydrique. C'est ainsi qu'on constatera les divers caractères de l'albuminurie en cause : continuité ou intermittence, celle-ci étant elle-même régulière ou irrégulière, et l'influence de l'osthostatisme, de la fatigue, du travail digestif ou de certains aliments spéciaux.

4° Recherche dans les urines fractionnées, à l'aide de la réaction de HELLER, de l'existence du cycle urologique de PAVY et TEISSIER.

5° Dosage par une méthode volumétrique de l'albumine dans les urines fractionnées, un dosage rigoureux n'ayant pas plus d'intérêt dans les albuminuries intermittentes de l'enfance que dans celles symptomatiques du mal de Bright confirmé.

6° Examens microscopiques fréquents du sédiment urinaire pour rechercher la cylindrurie, la leucocyturie, l'hématurie, celle-ci décelable également par la réaction de WEBER.

7° Etude du fonctionnement rénal au moyen de diverses épreuves : oligurie osthostatique, chlorurie alimentaire, élimination de la phénosulfonepthaléine, complétée ou non par le dosage de l'azotémie.

8° Examen des divers appareils, surtout appareil cardio-vasculaire, voies digestives, appareil pulmonaire.

9° Une analyse complète des urines sera nécessaire, mais elle renseignera moins sur le syndrôme rénal que sur la nature ou l'importance des éléments pathogéniques associés : (azoturie, uraturie, phosphaturie, urobilinurie, indicancerie, rapports urologiques).

Des examens radioscopiques et radiographiques, des inoculations au cobaye seront utiles dans certains cas.

Les albuminuries chroniques de l'enfance quand elles sont minimes et intermittentes sont souvent considérées comme bénignes. Nous croyons que cette bénignité — qui n'a d'ailleurs aucune relation avec l'intermittence — a été beaucoup exagérée par certains auteurs; et qu'il est nécessaire avant de l'affirmer dans un cas particulier, de ne pas se contenter d'un examen unique même complet, mais qu'il faut suivre le malade pendant de longs mois et ne constater ni hypertension artérielle, ni signes oculaires, ni troubles accusés de la perméabilité rénale à l'eau, aux chlorures, aux corps azotés. Insuffisamment soignées, ces albuminuries peuvent être le point de départ d'une néphrite chronique grave, et il convient de se rappeler à leur sujet l'opinion soutenue, il y a plus de trente ans, par LÉCORCHÉ et TALAMON : « L'albuminurie intermittente, quelque cause qu'on lui assigne, est l'indice d'une néphrite peut-être légère, parcellaire, mais qui comporte toujours un pronostic réservé. » Ces albuminuries sont d'ailleurs très souvent curables quand on leur oppose un traitement qui tient compte des divers facteurs étiologiques en cause.

En raison des multiples éléments pathogéniques des albuminuries de l'enfance — élément rénal, conditions pathogéniques extrarénales, état général et terrain diathésique, — on conçoit le rôle de haute importance des cures hydrominérales dans le traitement de ces néphropathies (1). Nous pourrons diviser ces cures en trois catégories principales :

1° Cures s'adressant spécialement à la diathèse ou bien visant certains troubles organiques ou fonctionnels extrarénaux.

2° Cures de diurèse.

3° Cure de Saint-Nectaire.

I. — Les stations hydrominérales du premier groupe sont des plus variées : c'est ainsi que les jeunes albuminuriques anémiques pourront être adressés à Royat ou Saint-Nectaire, les scrofuleux et tuberculeux à La Bourboule (dont la cure devra être très surveillée en raison de l'état rénal), ou bien à certaines eaux chlorurées sodiques fortes : Salies, Salies du Jura, Salins-Moutiers, La Mouillière-Besançon ; ceux atteints de dermatose à Allevard, Luchon, Cauterets, Challes, Saint-Honoré, etc.; les hérédo-arthritiques aux eaux chlorurées sodiques faibles et alcalines de Royat, Saint-Nectaire; certains dyspeptiques et hépatiques avec hyperhépathie aux eaux alcalines de Pougues, Vichy, etc.; les hypohépatiques et les dyspeptiques hyposthéniques à Châtelguyon ou Saint-Nectaire; la constipation pourra être l'indication d'une cure à Plombières où à Châtelguyon, selon les réactions individuelles de l'enfant.

II. — On peut adresser quelquefois les enfants lithiasiques à certaines stations thermales où on procède par ingestion plus ou moins abondante d'eau

______

(1) J. Sérane. — Le traitement hydrominéral dans les albuminuries. — Maloine, éditeur, 1919.

peu minéralisée. Ces « cures de diurèse » se prati-
quent dans deux groupes de stations : un premier
groupe constitué par les eaux sulfatées calciques des
Vosges : Contrexéville, 2 gr. 40 d'extrait ; Martigny,
2.34 ; Vittel Grande Source, 1.73, et par les eaux
« polymétallites » d'Aulus, 2.50.

Un second groupe comprenant les eaux « oligométallites » : Evian, 0.50 ; Thonon, 0.29 ; Royat-Vélleda,
0.27 ; Saint-Nectaire Sachapt, 0.11 ; Saint-Nectaire
Granges, 0.09.

Il importe d'être très prudent dans la prescription
des eaux sulfatées calciques chez les enfants albuminuriques. Elles nécessitent une surveillance des plus
attentives au risque de provoquer par l'abondante dé-
charge uratique et oxalique qu'elles amènent une
augmentation de la lésion rénale donnant lieu à
des phénomènes congestifs plus ou moins graves.
De toutes façons, leur prescription doit-elle être limi-
tée à une très courte durée.

Ces inconvénients n'existent pas quand on emploie
les eaux oligométallites du second groupe, mais leur
efficacité chez les enfants, en temps que simples
« cures de lavage » et si on les emploie seules, nous
semble des plus réduites... Elles ont d'ailleurs besoin
d'être dosées en fonction de la perméabilité rénale à
l'eau qui peut se trouver diminuée dans certains cas
de néphrite chronique de l'enfance.

III. — *La cure de Saint-Nectaire.*

Jusqu'ici nous n'avons eu affaire qu'à des traitements hydrominéraux à action incontestable certes,
mais fragmentaire et ne s'adressant qu'à une partie
des conditions pathogéniques en cause. Tout différent
est le mode d'action de la cure hydrominérale de
Saint-Nectaire; et c'est parce qu'elle répond aux indi-
cations multiples du traitement des néphropathies de
l'enfance quelle a vu s'affirmer de plus en plus sa
spécialisation.

Disons d'abord que les médications en usage à
Saint-Nectaire sont de plusieurs ordres : 1° cure
interne; 2° cure externe ; 3° traitements parathermaux.

Cure interne. — Elle se pratique au moyen de deux groupes principaux de sources :

1° Des sources minéralisées de 4 cg. à 8 cg. au nombre de 18, très gazeuses, d'une gamme thermale allant de 16° à 40°. Certaines de ces sources ont une dominante chimique ferrugineuse, d'autres lithinées, d'autres enfin, les plus importantes pour la cure des albuminuries, ont une minéralisation totale de 7.50 et 8 cg. et contiennent à l'état de dissociation électrolytique un très grand nombre de métaux ou de métalloïdes : Calcium, Sodium, Fer, Phosphore, Manganèse, Arsenic, Silicium, Strontium, Nickel, Argent, Mercure, Chlore, Soufre, Acide carbonique, etc.

Véritable sérum à minéralisation complexe, de point cryoscopique égal à 0.44, donc voisin de celui du sérum sanguin, elles ont été considérées comme le prototype des « Lymphes minérales » par GUBLER et par M. HAYEM qui ont noté qu'elles contenaient par litre les mêmes sels et en même proportion qu'un demi-litre de sérum sanguin. Elles ont d'ailleurs été utilisées il y a plus de vingt-cinq ans en injections sous cutanées. (1)

2° Il existe un second groupe de sources : celui des sources froides oligométalliques, bactériologiquement pures : Granges, 0 gr. 09 centig. d'extrait; Sachapt, 0 gr. 11 centigr.

Cure externe. — Les moyens de traitement externe sont : le bain carbo-gazeux naturel à température indifférente, avec ou sans douche sous-marine, l'affusion lombaire hyperthermale, le demi-bain hyperthermal, les pediluves et une installation de douches de toute nature.

Mode d'action de la cure. — Le mode d'action de la cure de Saint-Nectaire est des plus complexes et est encore ignorée en partie. Il est établi qu'il faut attribuer à la cure interne diverses actions :

---

(1) A. VERSEPUY. — 3ᵉ Congrès international d'hydrologie, Liège 1897.

1° Une action eupeptique : augmentation de la sécrétion gastrique, de la sécrétion biliaire, de la sécrétion intestinale;

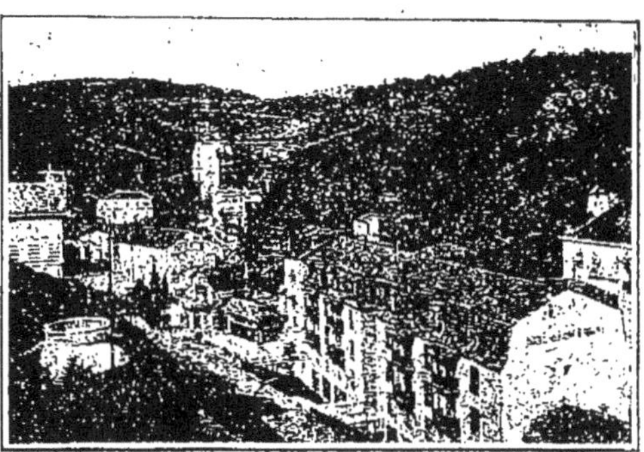

Une vue de la Station de Saint-Nectaire

2° Une action générale excitante et tonique : arrêt de la déperdition phosphorique, augmentation de l'élimination uratique;

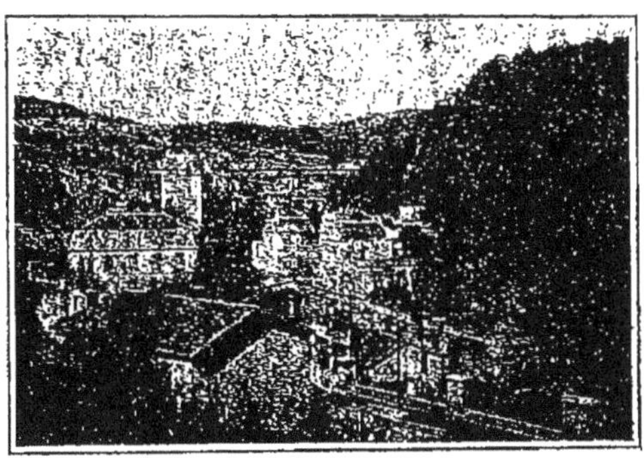

Une vue de la Station de Saint-Nectaire

3° Action sur le sang : augmentation des hématies et de l'hémoglobine, augmentation de la résistance globulaire (sels de Ca.).

4° Action sur la circulation générale surtout par les sources froides (Parc) procurant un certain degré d'éréthisme cardiaque avec augmentation de la tension artérielle.

5° Action de reminéralisation (Ca. So. Fe. Mn. As.).

Ces actions physiologiques de l'eau en boisson avaient été signalées par nos prédécesseurs qui les utilisaient avec succès dans le traitement des anémies, du lymphatisme, de certaines dyspepsies avec atonie gastrique ou intestinale et chez les rhumatisants.

Mais en dehors de ces mécanismes, il convient, selon nous, de dégager avec M. CASTAIGNE, deux actions essentielles : « 1° une action directe sur les tissus rendant les combustions plus complètes (accroissement des mutations azotées, disparition par ce fait des albumines hétérogènes qui sont en circulation et par conséquent de l'albuminurie qui en est la conséquence) ; 2° une action stimulatrice et réparatrice sur les épitheliums rénaux, action qui se poursuit à la faveur de la congestion active des canalicules obtenue par le traitement. »

A ces actions physiologiques de la cure interne s'ajoutent les effets toniques, diurétiques, sédatifs de l'éréthisme circulatoire, et hypotenseurs par là même. du bain carbo-gazeux à température indifférente (1). la révulsion graduellement dosée et l'action sédative des phénomènes douloureux obtenues à l'aide de l'affusion lombaire hyperthermale, les actions décongestionnantes du 1/2 bain hyperthermal plus en usage chez l'adulte d'ailleurs que chez l'enfant, les effets toniques généraux des diverses douches.

En conséquence de ces multiples actions on constate chez les enfants albuminuriques — quand la cure est très surveillée et qu'elle est dosée et modifiée selon les réactions individuelles — une amélioration très rapide et constante de l'état général et des fonctions digestives et, à la suite d'une courte phase congestive se traduisant par une augmentation de l'albuminurie et souvent par la présence d'hématies dans le sédiment, une diminution progressive de l'albu-

---

(1) J. SÉHANE. — Note sur l'action du bain carbo-gazeux de Saint-Nectaire dans les albuminuries. (*Presse Thermale,* 10 Juin 1909)..

mine dont les moments d'élimination s'espacent de plus en plus, allant souvent jusqu'à la disparition complète, en même temps une augmentation de la diurèse chez les oliguriques avec tendance au retour rapide au rythme urinaire normal, cette action diurétique étant totale (diurèse aqueuse, diurèse azotée, diurèse chlorurée). Dans les cas où la fonction rénale est atteinte, le laboratoire confirme les résultats de l'examen clinique soit par le dosage de l'azotémie, soit par l'élimination de la Phénolsulfonepthaléine qui s'accroît très rapidement pendant la cure même.

Traitements parathermaux et diététique. — A côté de l'eau en boisson ou en bain, diverses pratiques d'hygiène thérapeutique sont utilisées à Saint-Nectaire :

1° Le repos méthodiquement prescrit qui est de règle après le bain ou l'affusion et en période digestive.

2° Les frictions générales sèches ou avec un liminent alcoolisé qui ont pour effet d'assurer les fonctions de la peau.

3° Chez certains effets la gymnastique respiratoire, la culture physique très surveillée et dans certains cas l'héliothérapie.

4° Les régimes alimentaires (1) qui sont également un élément important du traitement.

Des deux tables de régimes qui existent à la station — table de régime de Saint-Nectaire, table de régime hypoazotée — et qui sont soumises à un contrôle médical effectif et constant, la seconde ne peut être qu'exceptionnellement utilisée chez les enfants albuminuriques. Il faut à ces malades un régime alimentaire abondant et tonique, mais dont il importe cependant d'exclure les mets conservés, les boissons fermentées et les aliments trop acides. C'est ce que permet de réaliser la table de régime de Saint-Nectaire à laquelle il est possible d'apporter toutes les modifications nécessitées par les cas particuliers.

---

(1) J. SÉBANE. — Les régimes alimentaires à Saint-Nectaire. (*L'Auvergne Thermale*. Juin 1921).

Tes sont les moyens thérapeutiques thermaux et parathermaux dont dispose le médecin de Saint-Nectaire. Associés à des conditions climatériques des plus favorables — altitude moyenne de 700 m., climat tempéré, « air calme, vif et tonique » (LANDOUZY) — ils contribuent à faire de cette station la ville de cure des albuminuries chroniques de l'enfance ainsi que de toutes les formes cliniques du « rein médical ».

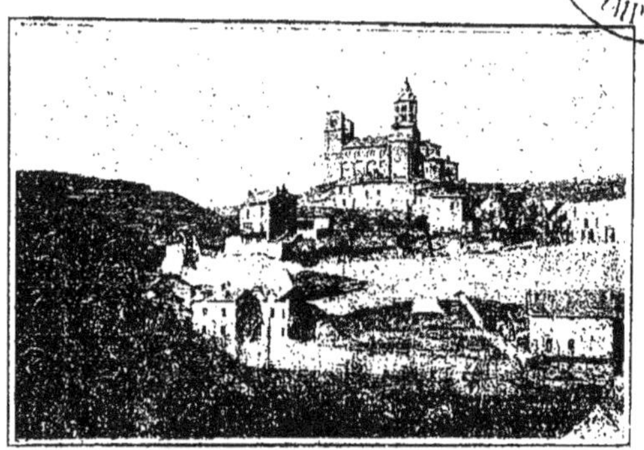

L'Eglise de Saint-Nectaire

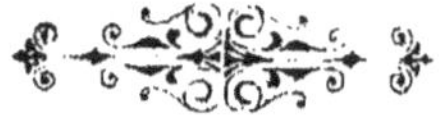

Imprimerie de « l'Expansion Scientifique Française »